Observations et réflexions

SUR LES

PROPRIÉTÉS OBSTÉTRICALES

DU SEIGLE ERGOTÉ.

OBSERVATIONS

ET RÉFLEXIONS

SUR LES

PROPRIÉTÉS OBSTÉTRICALES

DU

SÉIGLE ERGOTÉ;

Par le Docteur

J. F. Levrat-Perrotton,

MÉDECIN DE L'HOSPICE DE L'ANTIQUAILLE DE LYON,
EX-CHIRURGIEN-MAJOR AUX ARMÉES,
MEMBRE DES SOCIÉTÉS DE MÉDECINE DE PARIS, LYON, MARSEILLE,
DE LA SOCIÉTÉ ACADÉMIQUE DE NANTES, ETC.

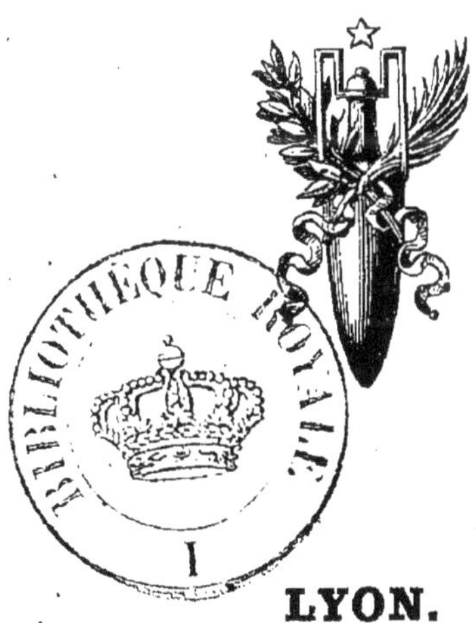

LYON.

IMPRIMERIE DE G. ROSSARY,
RUE ST-DOMINIQUE, Nº I.

1832.

OBSERVATIONS

ET RÉFLEXIONS

SUR LES

PROPRIÉTÉS OBSTÉTRICALES

DU

SEIGLE ERGOTÉ.

> L'humanité nous engage à rechercher s'il n'y a point, outre le secours de la main, quelqu'autre moyen de soulager les femmes dans les accouchemens difficiles, etc.
>
> Méad, *OEuvres phis, et méd.*, traduction de Coste, t. II, pag. 348.

L'amitié dont m'honorait notre savant et respectable confrère feu M. le docteur Desgranges [1], et ma pratique nombreuse des accouchemens, ont dû naturellement me porter à essayer l'action

[1] M. Desgranges, qui, prêt à descendre dans la tombe, édifiait encore le monde médical par d'utiles productions, est au nombre des médecins qui, les premiers, ont étudié l'action obstétricale du seigle ergoté. Il publia dans le tems une petite brochure sur ce sujet.

obstétricale du seigle ergoté. J'ai employé très-souvent ces graines dégénérées du seigle, et je possède aujourd'hui un grand nombre de faits sur les propriétés obstétricales de cette substance administrée soit pour hâter l'accouchement, soit pour parer à quelques accidens graves qui sont quelquefois la suite de cette importante fonction. Depuis long-tems j'avais conçu le projet de publier un travail sur l'emploi obstétrical de cet agent; la lecture que je viens de faire de l'*Examen des remarques et réflexions de M. le docteur Villeneuve sur un mémoire de M. le docteur Capuron concernant l'action obstétricale du seigle ergoté, par M. le docteur Capuron*, m'a décidé à prendre quelques instans sur mes occupations pratiques pour réunir seulement les faits les plus saillans que j'ai recueillis dans l'exercice de ma profession, afin d'apporter mon tribut pour l'éclaircissement d'une question qui par sa nature n'est pas dénuée d'intérêt. Puissé-je par ce travail avoir aussi fait quelque chose pour un sexe que tant de maux rendent digne de la sollicitude du médecin.

Je n'ai point dans ce court exposé la prétention de jeter de la défaveur sur les opinions d'un savant, qui, par ses nombreux et utiles travaux, a rendu de grands services à la science et à l'humanité, et dont je me suis toujours plu à consulter les préceptes qu'il a publiés sur les accouchemens et sur les maladies des femmes et des enfans. C'est d'après les ouvrages de ce professeur que j'ai dirigé mes premiers pas dans la carrière épineuse de la pratique médicale : le tems m'a prouvé que j'avais choisi un bon guide.

Je crois que M. Capuron est de bonne foi dans ce qu'il avance au sujet du seigle ergoté. Mon travail au lieu de lui déplaire lui prouvera, au contraire, que j'ai voulu entrer dans ses vues en le rédigeant, puisque déjà il avoue que son aversion pour le seigle ergoté n'est point déduite de son expérience personnelle, mais bien de celle des praticiens qui ont employé cette substance, et désire par conséquent que les hommes de l'art fassent de nouvelles expériences avant d'introduire cet agent dans les traités de thérapeutique.

Je ne m'étendrai point sur l'histoire de cette substance et ne parlerai non plus d'une foule de cas dans lesquels, dans ces derniers tems, on l'a préconisée. L'expérience m'a appris qu'elle n'avait qu'une propriété bien évidente, celle de réveiller et rendre plus énergiques les contractions de l'utérus. Mais ce qui s'est passé à l'égard du seigle ergoté est commun à tous les nouveaux remèdes introduits dans la pratique médicale. Chaque prôneur croit avoir rencontré une panacée qui doit guérir sinon toutes, du moins la grande majorité des maladies qui affligent l'espèce humaine. Aussi le médecin doit-il se défier de ces louanges pompeuses rédigées par des têtes ardentes et accordées bien souvent à des faits purement imaginaires. Toutefois, j'espère que le seigle ergoté n'aura pas le sort de beaucoup de ces remèdes, qui, vantés à outrance, ont fini par être tout-à-fait abandonnés lorsqu'ils ont passé au creuset de l'expérience des hommes de l'art exempts de prévention. Cet agent, je le répète, possède une vertu bien positive : celle de réveiller et d'augmenter les contractions utérines. Cependant, il serait hasardeux d'avancer qu'il n'échoue jamais ; mais quel est l'agent dont l'action soit constamment sûre ? le quinquina lui-même, ce puissant anti-périodique, n'a-t-il pas quelquefois trompé l'attente des praticiens dans des cas où ses succédanés ont ensuite réussi.

Nous serons encore long-tems avant d'avoir bien précisé et la dose du remède qui nous occupe, et le moment opportun pour son administration. Pour arriver à ce point important il faut encore de nouveaux faits, et que ces faits soient surtout recueillis avec soin. Comme l'ont remarqué quelques accoucheurs, il convient qu'un commencement de dilatation du col utérin ait lieu par suite des douleurs de l'enfantement, avant de donner cette substance : dans ce cas le remède agit beaucoup mieux ; mais, dans des cas d'oclusion de cet orifice, toutefois le travail étant annoncé par des contractions utérines, il a aussi réussi.

On a avancé que ce moyen avait occasioné, dans quelques circonstances, des accidens graves, et même causé la mort de l'enfant, en faisant exercer sur lui de trop fortes et de trop longues contractions utérines. Je crois qu'on a dit vrai pour quelques cas. Mais ici, lorsque l'homme de l'art a reconnu que l'action du remède est impuissante pour opérer la sortie de l'enfant, il ne doit plus attendre, il doit avoir recours au forceps, au roi des instrumens, comme l'appelle M. Capuron. C'est la conduite que j'ai tenue dans plusieurs cas et dont l'observation N° 4, fournit un exemple. Alors, presque toujours, on amène la tête avec facilité, parce que les contractions qui avaient été rendues presque continuelles par l'ingestion du seigle ergoté, l'avaient fait descendre dans le détroit inférieur. Les accoucheurs savent qu'il n'est pas indifférent d'appliquer le forceps dans l'excavation du bassin ou au détroit abdominal ou supérieur.

Quelques praticiens ont pensé que l'ergot du seigle, pour jouir de toutes ses propriétés obstétricales, devait être muni de sa sphacélie. Je ne sais jusqu'à quel point cette opinion est fondée; mais je crois que si l'on veut obtenir des succès de l'emploi de cette substance, il convient qu'elle soit récoltée en tems sec et conservée avec quelque soin, c'est-à-dire toujours desséchée et tenue dans un flacon bien bouché. Ces remarques sont d'autant plus importantes, que j'ai observé que cette substance absorbe l'humidité de l'air, et peut de cette manière s'altérer très-facilement.

Quant au mode d'administration du seigle ergoté, je crois celui que j'ai adopté bon, puisqu'il m'a obtenu des succès presque constans. J'avais remarqué que cette substance pulvérisée seule n'était jamais bien divisée; pour obvier à cet inconvénient je la fais aujourd'hui triturer avec un morceau de sucre; par ce procédé elle peut être réduite en poudre impalpable. Sous cette forme l'absorption gastro-intestinale doit se faire plus promptement et plus facilement.

Trente-six ou quarante-cinq grains divisés en trois paquets pour être administrés successivement à des intervalles qui étaient toujours subordonnés aux effets que produisait l'ingestion du remède, étaient les doses auxquelles j'avais eu d'abord recours lorsque je commençai à introduire dans ma pratique pour les accouchemens l'emploi de cette substance. Le tems et l'expérience ayant rendu ma médication plus sûre, je suis devenu moins timide, comme on pourra le voir dans quelques-unes de mes observations ; de telle sorte, qu'aujourd'hui je donne presque toujours vingt ou vingt-cinq grains de seigle ergoté à la fois; je laisse ordinairement s'écouler demi-heure avant d'en donner une deuxième prise, et lorsque le travail avance je m'arrête à la première dose; rarement j'ai donné plus d'un gros et demi de cette substance, et je ne pense pas qu'il soit prudent de dépasser cette dose.

1re Observation.

Madame Namiand, âgée de 27 ans, d'un tempérament lymphatique, est enceinte pour la quatrième fois. Cette grossesse n'offre rien de particulier. Le 28 février 1831, à quatre heures du matin, elle éprouve les premières douleurs de l'enfantement. Appelé à midi, le toucher m'apprend que l'enfant se présente par le siège. Le col utérin est à peine dilaté comme le diamètre d'un écu de 5 fr.; à quatre heures après midi le travail n'a pas ou presque pas avancé; à cinq heures et demie je cherche et parviens à rompre la poche des eaux, espérant que leur écoulement rendrait les douleurs plus énergiques; mais mon attente est déçue. J'ai dès-lors recours au seigle ergoté. A six heures trois-quarts, j'en administre vingt grains, dans cinq cuillerées de bouillon dégraissé; à 7 heures les contractions sont vives et chassent l'enfant d'une manière étonnante; en moins de demi-heure le tronc et les extrémités sont expulsés, et la tête un instant engagée dans l'excavation du bassin, je porte l'index et le médius de la main droite dans la bouche de l'enfant et la main gauche sur la nuque, saisi de cette manière, et profitant d'une forte contraction, je l'amène avec la plus grande facilité. Il est plein de vie.

2e Observation.

Madame Goide, âgée de 25 ans, d'un tempérament nerveux, enceinte pour la première fois, porte le fruit de la conception jusqu'au terme ordinaire, sans avoir éprouvé de malaises étrangers à ceux d'une bonne grossesse.

Le 5 mars 1829, les douleurs de la parturition se font sentir et vont en augmentant d'intensité jusqu'au lendemain. Ce jour-là, à huit heures du matin, les eaux s'écoulent spontanément. La tête s'est engagée successivement dans l'excavation du bassin, et assez bas pour qu'en écartant avec les doigts la vulve, on aperçoive le sinciput. A dix heures les douleurs ont diminué, et à une heure elles sont presque nulles. La tête est restée dans l'endroit où elle était parvenue à huit heures. A une heure et demie je fais passer quinze grains de seigle ergoté dans un bouillon ; à deux heures les contractions deviennent si fortes qu'à deux heures et demie un enfant bien portant avait vu le jour.

Dans l'observation précédente les contractions de la matrice ont été visiblement réveillées sous l'influence du seigle ergoté ; et, comme on l'a vu, l'accouchement a été promptement terminé. Une circonstance qui doit être aussi relatée, c'est que le placenta a été retenu plus long-tems que dans les cas ordinaires, retard que je crois devoir attribuer aux contractions qui m'ont paru porter spécialement sur le col utérin ; j'ai été obligé d'aller chercher ce corps à travers ce dernier, qui était fortement resserré sur le cordon ombilical. J'ai conclu de ce fait que les contractions utérines s'étaient prolongées au-delà de la sortie de l'enfant. La matrice réduite à l'état de vacuité est revenue assez rapidement sur elle-même. La suite n'a rien offert d'anormal. Ces détails étaient nécessaires, puisqu'ils sont en faveur de l'efficacité du seigle ergoté contre les hémorrhagies qui surviennent quelquefois à la suite de l'accouchement, et qui dépendent presque toujours de l'inertie de la matrice. Mais ici, je crois qu'il convient, quand on le peut, d'administrer le remède un peu avant que le travail ne soit achevé. Ce moyen doit surtout être employé chez les femmes qui ont eu des pertes utérines dans leurs précédens accouchemens. C'est la conduite que j'ai tenue dans plusieurs cas, dont quelques-uns sont consignés dans ce mémoire, et je n'ai eu qu'à m'en louer. Je pense comme M. le docteur Capuron que ce remède, administré lorsque la perte a lieu actuellement, la femme a le tems de périr avant qu'il ait agi sur l'utérus. Je crois, dans l'intérêt du salut de la malade, qu'il convient d'avoir recours à des moyens dont l'action est instantanée, en un mot, à ceux que l'expérience de tous les bons praticiens a sanctionnés, et qui consistent à amener au dehors les caillots qui empêchent la matrice de se contracter; dans l'usage d'une potion stiptique éthérée, l'application de la glace sur l'hypogastre, et même dans l'ingestion de quelques doses d'une liqueur spiritueuse quelconque capable de ranimer la vie, qui, dans ces cas graves, semble toujours prête à s'éteindre, etc. Cependant la 10e observation prouve qu'on peut avantageusement associer, aux moyens ci-dessus, le seigle ergoté.

3e Observation.

Madame V. est enceinte pour la quatrième fois. Les trois accouchemens précédens ont été laborieux et suivis d'hémorrhagies utérines. Le troisième a été double; les enfans étaient très-gros: cette grossesse présente une obliquité de la matrice en avant, de telle sorte que le ventre descendait très-bas au devant du pubis.

Trois ans plus tard, Madame V. redevient enceinte, et cette grossesse est meilleure que les précédentes; néanmoins l'obliquité de la matrice reparait au devant du pubis; le ventre forme une besace qui descend à mi-cuisse. Le 31 février 1829, à quatre heures du matin, les premières douleurs de l'enfantement se font sentir; à dix heures j'arrive au près de la malade: ayant pratiqué le toucher, je reconnais que la tête est encore au niveau du détroit supérieur, le col utérin est mou, et rien ne m'annonce que de fortes compressions aient été exercées sur cet orifice. Je quittai cette dame en lui annonçant que rien de particulier ne devait se passer avant la nuit; et la priai que, dans le cas où les contractions deviendraient, contre mon attente, plus énergiques dans la journée, de me faire rappeler.

A cinq heures du soir, on revint me chercher; pour lors les douleurs étaient assez vives, très-longues et revenaient après de courts intervalles. Les voies génitales explorées de nouveau, je reconnais que la tête s'est un peu engagée dans le détroit supérieur, et le col utérin offrait une dilatation du diamètre d'une pièce de 6 fr. environ; à midi les eaux s'étaient écoulées spontanément et en grande quantité: pendant chaque douleur la pression sur le col utérin est très-légère. Le ventre descend très-bas entre les cuisses de la femme.

Le premier mars à quatre heures du matin, il ne s'était opéré aucun changement dans cet état de choses, sinon que la malade s'était très-fort affaiblie : elle demandait instamment sa délivrance. Un confrère est appelé pour me seconder, et lorsqu'ensemble nous eûmes exploré les parties, nous arrêtâmes l'application du forceps, au détroit supérieur, sans toutefois nous promettre trop de succès; enfin, après avoir tiré sur notre instrument pendant quelques instans, nos efforts étant devenus impuissans, nous le retirâmes sans avoir pu faire descendre même de quelques lignes la tête de l'enfant. Un troisième confrère nous est adjoint : dans cette réunion, nous décidons que la version est le seul moyen auquel on puisse raisonnablement avoir recours. Je me mets à l'ouvrage, et refoulant la tête sur la fosse illiaque droite je tâchai d'aller saisir les pieds que nous présumions placés au-dessus du pubis : nous nous étions trompés , ils étaient dans le sac que formait le ventre au devant de cette arcade. J'échouai dans mes tentatives, et mes confrères ne furent pas plus heureux que moi.

Cette intéressante dame est confiée à ma garde et aux seuls efforts de la nature; mais, que pouvait faire la nature chez une femme épuisée par deux jours de douleurs? Enfin suivant ce précepte : *meliùs est anceps remedium eligere quàm nullum*, j'envoyai chercher un gros de seigle ergoté, en trois paquets. A neuf heures le premier paquet est administré, dix minutes après les contractions se réveillent; à neuf heures et demie j'en donne un deuxième, et à dix heures les douleurs, devenues continuelles, amènent un enfant énorme qui n'a vécu que quelques heures.

4ᵉ Observation.

Madame Perrin , d'un tempérament lymphatique , agée de 24 ans, est enceinte d'un primigeste, et sa grossesse est heureuse. Le 24 février

1830, elle commence à éprouver les premières douleurs de l'enfantement; douleurs qui sont d'abord très-légères. L'enfant se présente par la face : ce n'est qu'au bout de quarante-huit heures, c'est-à-dire dans la nuit du 26 au 27 que de fortes contractions font croire que le travail amènera bientôt la délivrance. Les douleurs avaient déjà duré dix heures qu'à peine elles avaient opéré une dilatation capable de recevoir trois doigts. Enfin, le travail restant stationnaire, après plusieurs heures d'expectation, je demande un confrère en consultation, on me désigne mon confrère et ami M. le docteur Brachet, médecin de l'Hôtel-Dieu et de la prison de Roanne : après avoir reconnu avec lui que l'enfant se présente par la face, et que le bassin de la malade est bien conformé, nous pensons que l'accouchement est retardé parce que les contractions de la matrice ne sont pas assez énergiques. Pour obvier à cet état de choses, nous conseillons le seigle ergoté. Trente - six grains de cette substance sont prescrits et administrés par prises de 12 grains, de vingt minutes en vingt minutes. La troisième prise venait d'être ingérée lorsque les contractions deviennent plus fréquentes et plus expulsives, et au bout d'une heure et quart la face est engagée dans l'excavation du bassin. Le col utérin est entièrement effacé, la bouche se montre à travers la vulve, et le menton est placé derrière l'arcade du pubis. Les contractions de la matrice, quoique toujours fortes et souvent répétées, n'ayant point terminé le travail, nous pensons qu'il serait imprudent d'attendre plus long-tems sans exposer la vie de l'enfant; nous appliquons incontinent le forceps, et amenons avec la plus grande facilité, un enfant bien portant.

Il ne s'est rien passé d'anormal pendant les trois jours qui ont suivi cet accouchement laborieux. Au moment de la congestion laiteuse une éruption miliaire s'est manifestée accompagnée de beaucoup d'élévation dans le pouls, avec douleur et gonflement des doigts. J'avoue que ce dernier symptôme, que je n'ai vu survenir que cette seule fois à la suite de l'emploi du seigle ergoté, me causa d'abord d'assez vives inquiétudes : je crus entrevoir le prodrome d'une gangrène sèche, de l'ergotisme en un mot; mais, heureusement, j'en fus quitte pour la peur, puisque cet état se dissipa complètement au bout de deux jours. La convalescence arriva bientôt après.

5ᵉ Observation.

Madame Moraud, âgée de 22 ans, taille moyenne, bien faite, d'un tempérament sanguin-nerveux, éprouve le 26 février 1830, des douleurs pour accoucher. Enceinte pour la première fois, ne croyant accoucher que dans deux mois, et prenant les douleurs de l'enfantement pour des coliques, elle les supporte pendant vingt-quatre heures avant de me faire appeler. Par le toucher je reconnais que le fœtus se présente par la première position, par la tête, et déjà cette dernière se laisse apercevoir à travers la vulve. Au rapport de la malade l'enfant était dans cette position depuis environ trois heures, et depuis lors les douleurs avaient cependant continué avec la même intensité. Je demeurai une heure auprès de la malade. Pendant ce laps de tems les douleurs, quoique fortes et fréquentes, n'ayant point avancé le travail, j'administrai dans trois cuillerées de bouillon dégraissé quinze grains de seigle ergoté : vingt minutes environ après l'ingestion du remède, une forte douleur amena un enfant à terme et bien portant. Tout s'est passé ensuite comme dans les cas ordinaires.

6e OBSERVATION.

Madame Genin, âgée de trente-un ans, brune, d'une bonne santé, petite taille, mais bien faite, est à son quatrième accouchement; les précédentes parturitions ont été promptes et heureuses. Dans cette dernière elle éprouve les premières douleurs de l'enfantement hier dans la matinée. Aujourd'hui, 8 février 1832, à trois heures après-midi je pratique le toucher et reconnais que la tête se présente par la première position et que dejà elle s'est engagée assez bas dans le détroit abdominal. Le col utérin couronne le sommet de la tête, mais pendant les douleurs on sent qu'il est peu comprimé par ce dernier. A trois heures j'envoie chercher quarante grains de seigle ergoté divisés en deux paquets. J'en donne d'abord un dans un peu de bouillon; quinze minutes après les douleurs deviennent très-fortes et amènent au bout de quelques instans un enfant bien portant, ayant au cou plusieurs tours du cordon ombilical. La suite de cet accouchement n'a rien offert de particulier.

7ᵉ OBSERVATION.

Madame Lacr., âgée de 19 ans, tempérament bilioso-nerveux, bien faite, d'une bonne constitution, très-irritable, enceinte pour la première fois, a eu une grossesse des plus heureuses, pendant laquelle elle a même pris de l'embonpoint.

Le 19 janvier 1832, dans la matinée, madame Lacr. éprouve les premières douleurs de l'enfantement. A midi ces douleurs n'ont pas augmenté d'intensité, et je sens, par le toucher, que le col utérin quoique effacé en partie, est mou et peu comprimé pendant les contractions utérines. Le bassin est bien conformé et offre par conséquent toutes les conditions favorables au passage du fœtus, qui du reste se présente par la tête. Cet accouchement n'est donc retardé que parce que les douleurs ne sont pas assez énergiques. A une heure je fais préparer quarante-cinq grains de seigle ergoté divisés en trois paquets ; à une heure et quart j'en fais prendre un : à une heure et demie les douleurs deviennent plus fortes ; le sommet de la tête se présente à travers l'orifice vulvaire. A deux heures le travail n'avançant pas selon mes désirs, un second paquet est administré. Dès-lors, les contractions étant devenues de plus en plus fortes, amènent à deux heures et demie une petite fille bien portante. Tout s'est passé ensuite dans l'ordre normal.

8ᵉ Observation.

Madame Robin, âgée de 21 ans, d'un tempérament nervoso-sanguin, bien faite, éprouve à trois heures du matin, le 28 janvier 1832, des douleurs pour accoucher. Arrivé auprès de la malade, le toucher m'apprend que la tête du fœtus se présente par la première position, et se trouve déjà engagée un peu avant dans le détroit abdominal. Le col de l'utérus est mou et peu comprimé pendant chaque douleur. A dix heures la tête a franchi le détroit supérieur et est descendue assez bas dans l'excavation du bassin pour pouvoir être aperçue à travers la vulve à chaque contraction utérine. Cet état de choses dure jusqu'à onze heures et demie. Alors désespérant de voir cet accouchement se terminer sans le secours du forceps, j'envoie chercher, en même tems que

cet instrument, vingt grains de seigle ergoté. A
midi moins un quart cette substance est administrée ; à midi les contractions sont devenues tellement fortes, qu'à midi et demi l'accouchement
est terminé sans qu'il ait été nécessaire de se
servir du forceps. Rien de particulier dans la
suite.

9e Observation.

Madame Breton, âgée de 28 ans, brune, petite
taille, bassin bien conformé, a mis au monde
sept enfans, et ses accouchemens ont toujours
été courts et heureux. Enceinte pour la huitième
fois, sa grossesse est moins bonne que les précédentes. Comme on attribue les malaises qu'elle
éprouve à la pléthore sanguine, une saignée du
bras est pratiquée avec beaucoup de succès. Madame Breton, arrivée au terme de sa grossesse, le
4 février 1832, éprouve dans la nuit des douleurs
assez fortes. A neuf heures je pratique le toucher
et rencontre la tête de l'enfant engagée très-haut
dans la filière du bassin [1]. A cinq heures du soir
le travail a peu avancé malgré la fréquence des

[1] J'ai quelquefois négligé de spécifier la position lorsque
l'enfant se présente par la tête, parce que je partage l'opinion de quelques célèbres accoucheurs, qui, comparant la
tête à une boule, pensent avec juste raison que cette boule
franchit toujours la filière du bassin, quelque soit la face
qu'elle présente, pourvu que ce dernier soit bien conformé.

douleurs. N'attribuant la longueur de ce travail, chez une femme qui a l'habitude d'accoucher après quelques heures de douleurs, qu'au défaut d'énergie de la part de l'utérus, je fais prendre à cinq heures et dix minutes vingt-cinq grains de seigle ergoté étendus dans une tasse de bouillon; douze minutes après l'ingestion de l'agent obstétrical, les contractions sont plus fortes et plus longues, et à six heures et quelques minutes elles expulsent un enfant bien portant, du sexe feminin.

10e OBSERVATION.

Le 16 mai 1832, madame André, âgée de 36 ans, d'un tempérament lymphatique, est au terme de sa deuxième grossesse. Son premier accouchement, qui eut lieu il y a environ trois ans, fut très-long; cependant, après dix-huit heures de grosses douleurs, un enfant arriva naturellement et plein de vie.

Le 16 mai, à neuf heures du soir, madame André est prise de douleurs pour accoucher; elle redoute cet accouchement, parce qu'elle craint qu'il soit aussi long que le précédent; le 17, à deux heures du matin, j'arrive auprès d'elle. J'apprends par le toucher que la tête se présente; le col utérin a été comprimé de manière à amener une dilatation de l'étendue d'une pièce de monnaie de trente sous. Les douleurs reviennent souvent, et malgré cela le travail n'avance pas. A trois heures je fais administrer dans un demi-verre d'eau vingt grains de seigle ergoté pulvérisé; un quart-d'heure environ après l'ingestion du remède les douleurs deviennent plus fortes, et chassent, à quatre heures moins un quart, un fœtus bien portant. La suite a été heureuse.

11e OBSERVATION.

Métrorrhagie. — Madame Jacquet, âgée de 32 ans, d'un tempérament lymphatique, blonde, bien constituée, le 30 avril 1830, accouche pour la septième fois d'une petite fille. Dans les trois accouchemens précédens à celui-ci, elle a failli périr de métrorrhagies internes survenues chaque fois immédiatement après la sortie de l'enfant. Le 30 avail 1830, au matin, des douleurs faibles, mais assez rapprochées, me font présumer que l'accouchement aura lieu dans la journée. Pendant huit heures les douleurs n'augmentant pas d'intensité, j'en accuse un défaut d'énergie de la part de la matrice; cette circonstance me rappelant que trois fois de formidables hémorrhagies ont menacé les jours de cette dame, je dois dès-lors redouter un accident semblable après l'accouchement que je dirige actuellement. Espérant, tout-à-la-fois, hâter le travail et prévenir une hémorrhagie secondaire, à trois heures après midi je fais passer quinze grains de seigle ergoté, et puis une prise égale à la première à trois heures et demie. A quatre heures les douleurs sont plus fortes et plus longues ; néanmoins, l'accouchement n'est terminé qu'à cinq heures et demie. J'ai été obligé de faire l'extraction artificielle du placenta. Tout s'est passé ensuite très-naturellement, à la grande satisfaction de tous les parens de la malade, et de cette dernière surtout qui craignait de succomber à une nouvelle hémorrhagie.

12e Observation.

Métrorrhagie. Madame Pariot, âgée de 33 ans, d'un tempérament sanguin, mère de trois enfans. Son premier accouchement fut très-laborieux. Dans les suivans, le travail marcha naturellement, mais aussitôt après la sortie du délivre une métrorrhagie formidable menaça chaque fois les jours de cette dame; au troisième accouchement surtout je la crus un instant dans une situation désespérée, par suite de la quantité de sang qu'elle venait de perdre. L'application des réfrigérans sur le ventre, une potion avec l'extrait de ratanhia et l'éther sulfurique, quelques cuillerées à café d'une liqueur alcoholique douce (eau de noix), rétablirent enfin l'équilibre de la circulation, et cette bonne et intéressante mère fut arrachée ainsi des bras de la mort.

J'avoue bien sincèrement que je ne souhaitais plus que madame Pariot devînt enceinte une quatrième fois. Souhaits inutiles, l'année suivante elle vient me prier de diriger son quatrième accouchement. Sa grossesse est comme les précédentes accompagnée de légers malaises.

Le 17 décembre 1830, madame Pariot commence à ressentir les premières douleurs de l'enfantement. Le 18, à midi, elle me fait appeler et me dit que depuis quatre heures du matin les douleurs sont devenues plus longues et plus fortes. Par le toucher je reconnais que le col utérin offre une dilatation grande comme un écu de 6 fr.; étant resté auprès de madame Pariot jusqu'à une heure, je m'aperçois que les douleurs, quoique longues et fréquentes, sont peu expulsives. Cet état me paraissant dépendre de l'inertie de la matrice, je fais administrer, dans un mélange d'eau et de vin sucré, vingt grains de seigle ergoté réduit en poudre; vingt minutes environ après l'ingestion du remède les douleurs sont plus fortes, et à une heure et demie madame Pariot met au monde une grosse fille bien portante. Le placenta est très-facilement extrait, et la matrice revient rapidement sur elle-même; les coliques qui accompagnent ordinairement les lochies sont très-supportables, en un mot, madame Pariot jouit d'un bien-être qui lui est tout-à-fait étranger, comparativement à ses trois autres couches.

13ᵉ Observation.

Métrorrhagie. — Madame Lefebvre, âgée de trente ans environ, d'un tempérament lymphatique, déjà mère de quatre enfans, dont deux vivans, avait eu, dans ses deux premiers accouchemens, immédiatement après la sortie du fœtus, une métrorrhagie qui, au dire de la malade, avait fait craindre pour ses jours. Appelé pour diriger le troisième accouchement, et instruit de ce qui s'était passé à la suite des parturitions antérieures, l'emploi du seigle ergoté me paraît dès-lors bien indiqué. Quelques instans avant la fin présumée du travail, je fais passer vingt grains de cette substance, bientôt après l'accouchement a lieu naturellement, et la métrorrhagie ne revient pas cette fois.

Deux ans plus tard madame Lefebvre redevient enceinte pour la quatrième fois. Arrivée au terme de sa grossesse l'enfant se présente naturellement (première position par la tête), et après quatre heures de bonnes douleurs, madame Lefebvre met au monde une très-grosse fille bien constituée. Nous avions omis volontairement l'emploi du seigle ergoté, pensant que la disposition que madame Lefebvre avait aux hémorrhagies utérines aurait sans doute disparu ; nos prévisions étaient mal fondées. Une heure s'était à peine écoulée depuis l'accouchement, lorsque, rentré chez moi, un exprès vint m'annoncer que madame Lefebvre avait des défaillances, des lypothimies. M'étant rendu en toute hâte auprès de la malade, je reconnus aussitôt que cet état de choses dépendait d'une perte interne : le gonflement de l'abdomen ne me laissa pas le moindre doute à cet égard. Je portai incontinent la main dans les voies génitales et les trouvai encombrées ainsi que la cavité utérine de caillots de sang. Pendant que je déblayai ces parties, des applications froides étaient faites sur la région hypogastrique. Sous l'influence de ces moyens réunis, les accidens cessèrent. Tout s'est passé ensuite naturellement.

Je le demande maintenant, est-il possible que des raisonnemens, quelque captieux qu'ils soient, puissent détruire la confiance accordée à un médicament, quand elle repose sur de semblables faits? Ce dernier fait surtout est péremptoire en faveur de la propriété hémostatique du seigle ergoté administré un peu avant l'accouchement, ainsi que je l'ai indiqué au commencement de ce travail.

14ᵉ Observation.

Madame Richier, âgée de 26 ans environ, tempérament bilioso - nerveux, est à sa quatrième grossesse : les trois précédentes se sont terminées par des accouchemens prompts et heureux. Par-

venue au terme de celle-ci elle éprouve spontanément une perte par le vagin assez considérable.
Appelé pour cet accident, lorsque j'arrivai la perte
était arrêtée, et madame Richier me dit n'éprouver
aucun malaise. À huit heures du soir, c'est-à-dire
douze heures après la perte vaginale, les contractions de l'enfantement se font sentir ; le col
utérin se dilate, il n'y a pas de perte; dès-lors,
les craintes d'une adhérence du placenta sur cet
orifice s'évanouissent. Les douleurs durent jusqu'à quatre heures du lendemain matin sans
avoir avancé le travail. Alors le col présentait à
peine une dilatation de la grandeur d'un écu
de 6 fr. J'attribue cette lenteur à l'inertie de la
matrice, attendu que dans ses autres accouchemens madame Richier avait été très-habile. Tout
concourt à fortifier cette opinion : bonne con-
formation du bassin, la tête engagée par la première position, etc., etc.

A quatre heures et demie j'administre dans un
léger bouillon dégraissé vingt grains de seigle
ergoté ; quinze minutes après l'ingestion du remède les douleurs deviennent très-fortes, et à
cinq heures et demie madame Richier enfante
d'un gros garçon bien portant. La suite comme
dans les cas ordinaires

15ᵉ Observation.

Métrorrhagie. — Madame Deschamps, âgée de 25 ans, d'un tempérament lymphatique-sanguin fortement prononcé, primi-pare, éprouve, le 4 août 1831, les premières douleurs de l'enfantement. Appelé vingt-quatre heures après, on me dit que les douleurs n'avaient pas cessé ; je trouvai le col de l'utérus un peu dilaté, mais l'organe ne jouissant que d'une légère contractilité. Une heure après mon arrivée, je rompis la poche des eaux, espérant achever par là la dilatation de l'orifice ; pourtant ce ne fut qu'au bout de deux heures que madame Deschamps mit au monde un enfant mâle. J'attendais depuis dix minutes la sortie du placenta, quand tout-à-coup la malade s'évanouit, et je me sentis la main qui tenait le cordon inondée de sang. Je procédai immédiatement à la délivrance artificielle, et trouvai le placenta adhérent au bas-fond de la matrice. Je l'amenai en entier, ce que j'examinai attentivement.

La malade reprit connaissance pendant l'extraction du placenta, et se trouva tout-à-fait bien après. La matrice se contractant légèrement, je crus n'avoir plus à craindre d'accidens ultérieurs : il n'en fut pas ainsi, quelques minutes après une faiblesse se manifesta, et surtout une lypothimie que j'attribuai à la perte de sang assez considérable survenue après la sortie du fœtus et avant

la délivrance, avec d'autant plus de raison, que
la malade me disait ne rien perdre. Je fis inuti-
ment respirer des acides aidés de frictions avec
le vinaigre, l'alcohol. Je portai la main sur le
globe utérin que je ne sentais pas contracté; me
méfiant alors d'une hémorrhagie interne, je pé-
nétrai dans la matrice et la trouvai remplie de
caillots que j'amenai au dehors. Le pouls reprit
un peu de consistance. Je fis couvrir le ventre
de linges froids renouvelés fréquemment; j'expri-
mai dans l'intérieur de l'organe le suc d'un citron;
je l'irritai avec la main et avec de vives frictions
à l'intérieur : rien ne put réveiller sa contractilité; les hémorrhagies se répétèrent pendant une
heure et de cinq minutes en cinq minutes, ce
qui nécessitait de nouvelles manœuvres pour dé-
barrasser la matrice du sang dont elle s'emplis-
sait. Fatigué de l'inutilité des moyens que j'em-
ployais, et voyant les forces de la malade prêtes
à s'éteindre, je prescrivis une potion dans laquelle
je fis mettre trente grains de seigle ergoté, et la
donnai en trois fois de cinq en cinq minutes;
dès la première prise quelques tranchées se firent
sentir, et j'aperçus quelques contractions dans
l'utérus. Dès ce moment aussi les hémorrhagies
s'arrêtèrent, le pouls reprit un peu de plénitude,
et demi-heure après l'administration du remède
je pus quitter la malade. On me dit le lendemain
que quelques caillots étaient encore sortis, mais
qu'il n'y avait pas eu de syncope comme dans

les premières pertes. Cet accouchement n'a pas été sutvi d'autres accidens, seulement la convalescence a été extrêmement longue [1].

16e Observation.

Madame Jaquet, âgée de 24 ans, d'un tempérament nerveux, accoucha, il y a environ quatre ans, de deux gros enfans. Cet accouchement fut laborieux : au moment où le travail semblait devoir se terminer, des convulsions violentes avec perte de connaissance se manifestèrent. On eut aussitôt recours aux dégorgemens sanguins par la lancette et à l'accouchement artificiel : ces moyens sauvèrent cette jeune dame d'une mort qui nous parut un instant imminente. Les deux enfans furent ammenés pleins de vie.

Deux ans après, madame Jaquet redevient enceinte, et, le 20 août 1830, elle ressent les premières douleurs de l'enfantement. Le fœtus présente la tête, le col est mou et dilaté; mais les douleurs, quoique fréquentes, avancent peu le travail, et la malade se plaint de vertiges et de quelques malaises portant spécialement sur les nerfs. Craignant le retour des convulsions formidables que nous avions observées au premier

---

[1] Je dois cette observation à l'obligeance de M. Charpy, que son amour de l'étude élèvera un jour au rang des bons praticiens.

accouchement, je pensai qu'en rendant les contractions plus énergiques, ces dernières opéreraient une révulsion salutaire sur l'appareil de la génération, et éviteraient ainsi la congestion cérébrale et les phénomènes graves qui en résultent. Pour remplir cette indication j'administrai vingt-cinq grains de seigle ergoté dans un bouillon; le succès fut complet, quelques minutes après avoir pris cette substance les douleurs devinrent très-fortes et amenèrent un enfant bien portant.

En 1832, madame J. est enceinte pour la troisième fois. Cette grossesse, ainsi que les précédentes, n'offre rien de particulier. Le 5 juin, dans la nuit, elle éprouve les premières douleurs de l'enfantement. A huit heures du matin j'arrive auprès de la malade : le toucher m'apprend que tout se passe bien et qu'il ne manque que des contractions un peu fortes pour achever l'accouchement. Je propose à madame J. de prendre vingt-cinq grains de seigle ergoté, afin de hâter sa délivrance : mais elle refuse d'abord mon remède. Elle motive son refus sur ce qu'une bonne femme lui aurait dit que cette substance était très-pernicieuse à la santé. A dix heures elle éprouve de l'embarras dans la tête, vue trouble, extension convulsive des mains; la tête du fœtus est descendue très-bas dans l'excavation du bassin. A dix heures et quelques minutes je fais prendre vingt-cinq grains de seigle ergoté; l'ingestion du remède est bientôt suivie de douleurs plus fortes qui amènent en quelques minutes une grosse fille. Tous les accidens nerveux disparaissent immédiatement après l'accouchement : rien d'anormal dans la suite.

Je pourrais donner avec tous ses détails un autre fait qui a quelque rapport avec le précédent ; mais voulant réduire ce travail autant que possible, je me bornerai à en donner l'analyse suivante.

Madame Heyssmann, d'un tempérament sanguin, grande et bien constituée au moment où elle allait accoucher de son second enfant, fut prise de convulsions si violentes, que je la crus un instant en danger de périr d'appoplexie. Pendant que j'envoyai chercher mon excellent confrère et ami M. le docteur Répiquet, chirurgien-major de l'hospice de l'Antiquaille, je pratiquai une large saignée du bras qui calma un peu les accidens. Le forceps était dans l'eau tiède tout prêt à être appliqué en cas de nouvelles convulsions, mais dans ces entrefaites vingt grains de seigle ergoté sont administrés ; bientôt après deux fortes douleurs amènent un enfant mâle bien portant, et tous les symptômes de congestion cérébrale disparaissent complètement.

17ᵉ Observation.

Hystérie intermittente, avec délire maniaque, sans fièvre, causée par une portion de placenta retenue dans la matrice, guérie par l'usage du seigle ergoté. — Une femme de 24 ans, enceinte pour la première fois, au bout de trois jours et trois nuits de douleurs lentes, accouche d'un enfant mort-né. Après quelques heures d'attente l'accoucheur exerce des tractions sur le placenta et l'amène en partie. Les moyens ordinaires sont prescrits, les couches, jusqu'au dixième jour, se passent comme dans l'état ordinaire. Dans la nuit du dixième au onzième jour la malade se plaint d'une boule qui remonte du bas-ventre à la gorge et l'étouffe ; au même instant elle perd la raison et veut se sauver de son lit et de chez elle. Le mari, peu fortuné, la fait conduire à la salle Montazet (chambres payantes de l'Hôtel-Dieu.) A notre visite du matin elle avait repris la raison, mais elle redoutait le retour de la boule qui l'avait tant fait souffrir. En effet, dans la nuit suivante elle prit un nouvel accès tellement fort, qu'il fut impossible à la sœur veilleuse aidée de quelques malades de la retenir ; elle se sauva dans les salles voisines, et ce ne fut qu'à la chûte de son accès qu'on put la ramener dans son lit.

Ayant dans la journée pris quelques renseignemens auprès du médecin qui l'avait accouchée, je supposais que les phénomènes hystériques et céphalalgiques pouvaient être déterminés par un restant de placenta dans la matrice; ce qui me fortifia de plus en plus dans cette opinion, c'est l'espèce de perte sanguino-purulente exhalant une odeur fétide que j'avais observée.

En arrivant le lendemain matin, j'apprends l'histoire de ce qui s'est passé la nuit. Une infusion de trente grains de seigle ergoté est administrée, deux heures après la malade prend de fortes coliques et rend un assez gros morceau de placenta à moitié putréfié. Nous prescrivons le bon bouillon, l'infusion de feuilles d'oranger, une potion calmante, un cataplasme sur le ventre, des injections détersives, et quatre jours après la malade sort guérie de l'Hôpital.

18ᵉ Observation.

Imminence de métro-péritonite déterminée par la présence du placenta dans la matrice, guérie par l'infusion de seigle ergoté. — Une fille, âgée de 27 ans, s'avorte au quatrième mois de sa grossesse : elle se rend chez une sage-femme, où elle accouche d'un embryon déjà putréfié. L'arrière-faix reste dans la matrice, malgré tout ce que peut faire la femme instruite qui la soignait.

Le huitième jour des couches on fait apporter cette malade dans nos salles à l'Hôtel-Dieu. Le pouls était faible et lent, le ventre ballonné et sensible dans les hypochondres et à l'hypigastre, les excrétions n'étaient point arrêtées, mais les lochies qui étaient toujours abondantes répandaient une odeur d'une fétidité extraordinaire. La sage-femme avait fait prendre plusieurs doses de poudre de seigle ergoté, d'après l'avis d'un médecin qu'elle avait consulté ; la malade l'avait vomie chaqne fois. Nous prescrivîmes de suite l'infusion de cette substance à la dose de vingt-quatre grains dans six à huit onces d'eau, et édulcorées avec le sirop de guimauve : six heures après, cette dose n'ayant produit que de faibles coliques, on lui en administra une seconde, et dans la soirée les douleurs étant devenues pressantes, elle rendit le placenta. Depuis cet instant le ventre s'affaissa et cessa d'être douloureux. Quelques soins et surtout du bon bouillon et du vin de Bordeaux, l'ont rétablie promptement [1].

J'aurais pu augmenter de beaucoup le nombre de mes observations sur les propriétés obstétricales du seigle ergoté, puisque je n'exagérerai pas en avançant que j'en possède plus de deux cents ; ceux qui connaissent ma pratique me croiront facilement. Mais à quoi bon multiplier des faits qui ont souvent entre eux des points de ressemblance?

[1] C'est à mon frère, Levrat aîné, médecin de l'Hôtel-Dieu de Lyon, que je dois ces deux dernières observations. Elles m'ont paru d'un intérêt réel, et dignes de figurer dans mon mémoire.

Lorsqu'on désire établir un principe on doit l'appuyer par des faits bien choisis, exposés avec clarté, et surtout avec cette franchise de la part de l'auteur qui doit inspirer de la confiance; sans cette dernière condition la médecine ne retirerait aucun fruit de l'observation.

Guidé par des sentimens philanthropiques, j'ai cru devoir émettre ma pensée tout entière sur un médicament que je considère comme précieux, puisqu'il a pour but d'abréger les souffrances de l'être le plus malheureux et le plus intéressant de la société. Mais, disons-le aussi, ce moyen, manié par des mains inhabiles, est quelquefois dangereux. En général, j'ai cru m'apercevoir que cette substance était fort mal administrée par une foule de praticiens, surtout par les sages-femmes, qui souvent la donnent à des doses insignifiantes, tandis que quelquefois elles l'administrent à des doses trop élevées et capables de produire des accidens graves [1]. C'est plus particulièrement aux sages-femmes des campagnes qu'on pourrait adresser ce dernier reproche. J'ai donné des soins, lorsque j'étais encore à Neuville-sur-Saône, pour un cas d'ergotisme survenu chez une femme, à la suite de l'emploi du seigle ergoté administré à une dose énorme, par une sage-femme imprudente,

---

[1] L'analyse de cette substance ayant été faite par Vauquelin, ce savant chimiste y rencontra de l'acide phosphorique et de l'ammoniaque libre.

pour hâter l'accouchement. J'évaluai la dose ingérée de cette substance à plus de trois gros. Cette
malade éprouva, peu de temps après son accouchement, des douleurs excessives dans les extrémités des doigts que ni les bains émolliens, nar-
cotiques, etc., ne purent calmer, et des engorge-
mens limphatiques partiels remarquables : cette
scène, qui dura fort-long-tems, se termina par
la perte de l'extrémité de quelques doigts. Tous
ces phénomènes furent accompagnés d'une su-
rexcitation très-vive des voies gastro-intestinales.
Pendant toute la longue durée de ces accidens,
les urines déposèrent un sédiment ressemblant
exactement à du fromage blanc. Cette malade a
très-bien guéri, et a joui depuis cette époque d'une
bonne santé.

Un fait vient d'être inséré dans la *Gazette médicale* [1], tendant à faire croire que douze grains
de seigle ergoté ont donné lieu à une gangrène
mortelle. Cependant, il est bon de dire que l'auteur de cette observation n'affirme pas qu'on se
soit borné à cette dose. Quand on avance des faits
d'une aussi grave importance, ils doivent reposer
sur des données certaines. Nous devons croire
dès-lors qu'on ne peut nous préciser la dose du
remède ingérée qu'elle aura été beaucoup plus
forte. Un fait semblable ne mérite aucune confiance ; pour qu'il en fut autrement, il devrait

[1] *Gazette médicale*, n° du 9 juin 1832.

être accompagné de détails plus clairs et plus positifs. Je le répète, le seigle ergoté, comme toutes les substances qui recèlent des propriétés actives, doit être manié avec prudence; c'est pour atteindre ce but que je me suis décidé à publier ce travail; il pourra servir de guide aux accoucheurs qui désireraient introduire dans lenr pratique l'usage de cette substance.

Je regrette qu'un médecin aussi distingué que M. Robert de Langres, dont le nom figure honorablement dans les annales de la science, ait donné des conclusions aussi rigoureuses d'après un fait isolé, et surtout d'après des renseignemens tout-à-fait inexacts. Car il est probable qu'on n'aura pas pesé le remède, et que la sage-femme l'aura administré *largá manú*, comme dans le cas que je viens de rapporter.

Je m'estimerai heurenx si, par ce faible opuscule j'ai pu prouver de plus en plus mon amour sincère pour les progrès d'une science à laquelle je consacrerai toujours, avec un plaisir nouveau, les fruits de mes méditations et de ma pratique. Je sens qu'une plume plus habile aurait sans doute mieux traité ce sujet que moi. Toutefois, j'espère qu'on me saura quelque gré de mes bonnes intentions.

ERRATA.

Page 14, ligne 10, *au lieu de* 10° observation, *lisez* 15° observation.